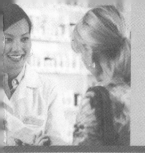

用药咨询标准化手册丛书

总主编　封国生　于鲁明

中药煎煮用药咨询标准化手册

北京市医院管理局　组织编写

主　审　刘清泉　曹俊岭

主　编　郭桂明

副主编　王宏蕾　吴春华　范　峥

编　者（按姓氏笔画排序）

王宏蕾　李璐瑒　肖　薇　吴春华
时　琳　范　峥　郭桂明

人民卫生出版社

图书在版编目（CIP）数据

中药煎煮用药咨询标准化手册/郭桂明主编. —北京：
人民卫生出版社，2016
（用药咨询标准化手册丛书）
ISBN 978-7-117-23157-2

Ⅰ. ①中… Ⅱ. ①郭… Ⅲ. ①中草药-用药法-咨询-
手册 Ⅳ. ①R28-62

中国版本图书馆 CIP 数据核字 (2016) 第 283859 号

人卫社官网	www.pmph.com	出版物查询，在线购书
人卫医学网	www.ipmph.com	医学考试辅导，医学数据库服务，医学教育资源，大众健康资讯

用药咨询标准化手册丛书
中药煎煮用药咨询标准化手册

组织编写：北京市医院管理局
主　　编：郭桂明
出版发行：人民卫生出版社（中继线 010-59780011）
地　　址：北京市朝阳区潘家园南里 19 号
邮　　编：100021
E - mail：pmph @ pmph.com
购书热线：010-59787592　010-59787584　010-65264830
印　　刷：三河市尚艺印装有限公司
经　　销：新华书店
开　　本：787×1092　1/32　印张：3
字　　数：46千字
版　　次：2017 年 2 月第 1 版　2017 年 2 月第 1 版第 1 次印刷
标准书号：ISBN 978-7-117-23157-2/R・23158
定　　价：10.00 元
打击盗版举报电话：010-59787491　E-mail：WQ @ pmph.com
（凡属印装质量问题请与本社市场营销中心联系退换）

丛书编委会

主任委员　封国生　于鲁明

副主任委员　边宝生　颜　冰　林　阳

编　　委（按姓氏笔画排序）

王咏梅　王晓玲　王家伟　方振威　孔繁翠
石秀锦　冯　欣　刘丽宏　刘秀平　刘珊珊
闫素英　孙忠实　孙路路　纪立伟　杨　勇
沈　素　张君莉　张晓乐　张艳华　张继春
林晓兰　所　伟　周　洋　赵志刚　胡永芳
战寒秋　袁锁中　聂建明　郭桂明　郭振勇
曹俊岭　黑文明　鄢　丹　甄健存　蔡　郁
魏娟娟

序一

　　药学服务是临床服务团队的重要组成部分,用药咨询又是药学服务常规的核心任务之一。随着医改的深入,药师的工作重点正从传统的"以药品保障为中心"向"以药学服务为中心"转变,时代给药师的用药咨询工作提出了更高的要求和更好的发展机遇。

　　用药咨询工作不是孤立的,需要完整的配套体系的建设。首先是政府的引导和学术机构的支持,才能集合行政和专业资源启动和持续发展。北京市医院管理局以管理创新的理念,在2014年率先在国内提出医院用药咨询中心建设工作方案,开启了用药咨询工作规范化管理的新阶段,将记入中国医院药学服务的史册。

　　用药咨询工作需要的技术支撑包括权威数据库,工具书,案头参考书,专家团队及稳定的工作平台等部分。本书内容选自北京市属22家医院临床用药咨询的实际案例,经过对咨询问题的梳理和定向文献检索及评估后,给出标准化的有根有据的答案。咨询问题涵盖各科临床用药,内容丰富,解答简明,形式新颖,方便实用,可作为药师咨询的标配案头参考书。此外读者不仅知道了用药咨询的答案,也学习到处理类似用药咨询的路径和方法。

医药科学进步和人类健康需求是永恒的,用药咨询要与之保持同步发展,希望本书能持续进步成为用药咨询的经典之作。

感谢北京市医院管理局和编写团队对我国药学服务的贡献。

李大魁

2016年1月

序二

随着我国医药卫生事业的发展,医院药师除了完成基本的药品供应保障任务外,在提升百姓药学服务质量、促进临床合理用药、保障患者用药安全等方面也发挥了越来越重要的作用。用药咨询工作集中体现了药师的专业服务能力。在2014年,北京市医院管理局提出了市属医院用药咨询中心建设工作方案,明确了中心的工作目标、工作安排、保障措施、实施步骤等。2014年3月,市属医院用药咨询中心建设现场会在北京安贞医院召开,第一批用药咨询中心正式挂牌。之后,全市所有市属医院均建立了用药咨询中心,并通过了市医管局组织的验收,至今已顺利运行2年。

各家市属医院高水平的用药咨询服务,使得临床用药更加合理、患者药品使用更加规范,降低了因药物使用不当造成的安全隐患,节约了患者药品花费,成为医院药学服务的新亮点。在获得社会普遍称赞的同时,咨询药师在一线工作过程也积累了大量咨询服务经验及常用药品的典型咨询问题。为了能够更好地汇总各家医院经验,形成一整套可以推广的咨询服务标准体系,北京市医院管理局委托首都医科大学附属北京安贞医院组织所有市属医院,针对各自优势学科开展咨询服务标准化的研究,最终形成了本套手册丛书。

本丛书编写人员在编写过程中,归纳了临床用药咨询中常用药品及典型咨询问题,编写人员运用科学方法开展文献调研,并结合自身工作经验总结了标准解答,再加上资深临床医学与药学专家充分审阅与把关,力争能够形成一套可以指导一线咨询药师从事用药咨询工作的操作手册,从而提升药学服务能力。

全套丛书按照常见系统疾病分成若干分册,每册以典型咨询问题为主线,涵盖了该病种常用的药品使用中易出现的问题,总结了所列问题的标准解答和参考资料,旨在指导一线工作的咨询药师、临床药师及调剂药师,使其能够具备基本的解答能力与技巧。

由于编者水平有限及时间仓促,难免有所遗漏甚至错误,望各位读者朋友能够多多反馈指正,并提出宝贵意见。

丛书编委会

2016年1月

前言

中药煎煮,历来比较受重视。明代李时珍在《本草纲目》中提出:"凡服汤药,虽品物专精,修治如法,而煎药者卤莽造次,水火不良,火候失度,则药亦无功";清代医家徐灵胎认为:"煎药之法最宜深讲,药之效与不效,全在乎此"。

随着社会经济的发展,中医作为我国的传统医学备受民众的认可和追捧,同时患者自我保护意识不断提高,中药煎煮相关的问题越来越多。除内服汤药外,还有外洗剂、熏眼剂、代茶饮、膏剂等多种治疗方法,均涉及中药煎煮。中药汤剂的煎煮质量直接影响到临床疗效,药材的浸泡、煎药的工具、火候、加水量及煎煮时间等均会影响药效。只有遵循科学的煎煮方法,才能使药物发挥最好的疗效。中药临床药学工作者有义务指导患者合理使用中药,提升中药临床药学服务的整体质量,从而体现中药临床药师的价值。

本书为《用药咨询标准化手册丛书》分册之

一，按照丛书编写的总体思路与要求编写。北京市医院管理局统一建立的"用药咨询中心"为药师进行药学服务提供了平台，然而在中药煎煮咨询服务这方面，各医院间存在宣传资料不统一、侧重点不同、饮片来源各异等问题，因此本书对中药煎煮相关用药咨询问题进行标准化解答，有助于帮助药师准确、快速、一致地解答患者常见的中药煎煮相关的疑问，同时可以提升整体药物咨询水平及服务标准，更好地服务于患者。

本书编者均来自首都医科大学附属北京中医医院，在中医药基础知识及中药煎煮相关用药咨询与指导方面有丰富的工作经验。在编写过程中，编者紧密围绕中药煎煮相关问题，将涉及的知识类型进行深入分析，并结合实际案例，附有资料来源，保证了解答的准确性与可靠性，希望能够在一定程度上规范中药煎煮用药咨询常见问题的解答，为从事用药咨询的各家药师、医师及广大患者提供帮助，最终能够有助于提升整体咨询水平及服务标准，更好地服务于患者。

由于编者水平有限，目前在中药煎煮规范性的用药咨询指导领域还没有很好的可供借鉴的资料,因此本书难免有遗漏、错误之处,还希望广大读者反馈指正,以便我们再版时及时补充更正。

编　者

2016年10月

目录

一般煎药方法

咨询问题1 何为中药煎剂？

问题解答 煎剂，又称之为汤剂，是将经过加工炮制而成的中药饮片，加适量清水，用火煎煮一定时间后，去渣取汁所制成的液体药剂，是传统中药制剂最为古老的剂型之一。

中药煎剂需适应中医辨证施治，随症加减的原则，具有制备简单易行，在人体内容易被吸收利用，奏效较快的特点，能灵活地照顾每个患者的具体情况，通过药物之间相互配伍，相互制约，达到增加疗效，缓和药性之目的，至今仍然是中医临床治疗用药最主要的剂型之一。但是，汤剂亦存在一定缺点，如煎煮复杂、携带不便，味苦，不可久存等。

近年来，医药科学技术不断发展，中药煎剂煎煮条件均有很大改善，电煎药锅、自动煎药机广泛应用，中药煎剂越来越便于服用。

-------------------------------- 资料来源 --------------------------------

[1] 高学敏. 中药学. 北京: 中国中医药出版社,2002,43

[2] 梅全喜,曹俊岭. 中药临床药学. 北京: 人民卫生出版社,2013

咨询问题2 煎药前需不需要先清洗饮片?

问题背景 饮片及汤药中有粉末、沉淀,患者疑为尘土或杂质等。

问题解答 煎药前不需要先清洗饮片。

某些患者在煎买来的中药饮片时,因嫌其"脏"而常在煎药前用水清洗,以除去表面的污垢、尘土等,其实这是极不妥当的做法。首先,饮片上市前已经经过了净制,中药材净制即药材的净选加工,它是中药饮片炮制的第一步。包括挑选、水洗、筛选、剪切、刮削、剔除、刷、擦、碾串及泡洗等方法,清洁药材,去除非药用部位,使药物达到净度标准,保证中药饮片质量。

其次,饮片不宜清洗一是因为可能会导致饮片表面辅料的流失,包括蜜、酒、醋、胆汁、鳖血等;二是有可能造成粉末及细小的药物流失,如滑石、车前子、菟丝子等;三是可能引起水溶性成分丢失,如大青盐、芒硝等。煎药前清洗饮片会减弱或改变汤剂的原有药效,影响药效的发挥和疾病的治疗,故煎药前不宜清洗饮片。

----------------- 资料来源 -----------------

[1] 李丽芳,康小珍,孙志刚. 中药汤剂煎服方法对药效的影响. 卫生职业教育,2012,30（03）: 158-159

咨询问题3 煎药时应该选用何种煎药器具？

知识链接 中药汤剂的质量与选用的煎药器具有着密切关系。历代医药学家对煎药器具均有论述,梁代陶弘景说:"温汤勿用铁器。"李时珍说:"煎药并忌铜铁器,宜银器瓦罐。"传统煎药器具主要包括陶瓷器皿、搪瓷器皿、砂锅、紫砂药壶等,这些器皿与药物所含的成分不易发生化学反应,锅周围保温性好,水分蒸发量少,同时砂锅传热均匀,缓和,价格低廉,自古沿用至今。缺点是孔隙纹理多,易吸附各种药物成分而串味。

目前市面上也有家庭电煎药锅,是近些年来产生的一种小电器,有一体式电煎药锅,有分体式煎药锅。一体式电煎药锅在底部有发热盘,分体式煎药锅与加热盘分离。与砂锅相比,加热更快捷,更安全,家庭煎药可以采纳使用。在医院、药店里普遍采用的是以不锈钢为煎药器皿的现代煎煮装置,不锈钢质轻、受热快、耐酸、耐腐蚀,而且化学性质稳定,是十分优良的煎药器具。

煎药切记不可使用铁器、铝器、铜器等。一方面是因为这些金属元素可与中药中的成分发生化学反应,另一方面是因为铁、铜、锡、铝等这些元素本身是药物,不一定有利于疾病的治疗。忌用铁器还因为其化学性质不稳定,并能在煎煮过程中与中药所含多种化学成分发生化学变化,如与鞣质、油脂、生物碱、蒽醌类、香豆素及其他成分都能发生化学反应。铁离子与鞣质易生成鞣酸铁,使汤液的颜色加深,与黄酮类生成难溶性的络合物,与有机酸生成盐等,从而影响疗效;铝锅也不是理想的煎煮器具,它不耐强酸、强碱,从pH1~2或pH10的煎液中可检出铝离子,中药中有机酸类成分、盐炙和醋炙的中药中的盐和醋等易与铝发生作用,铝化合物被人吸收后,积蓄在肝、脾、肾和脑等组织器官中,当积累到一定量后,会影响胃蛋白酶的活性,导致消化功能的紊乱。亦有研究认为人体某些疾病可能与体内铝的含量过高有关。铜器煎药可在煎液中检出微量铜离子,某些药物尚可与铜生成碱式碳酸铜;铜离子还可以促使中药中的不饱和碳链的油脂以及维生素A、C、D等成分发生氧化,失去生物活性,且会对黏膜产生刺激和毒性,故铜器不是理想的煎药器具。

问题解答 宜用:陶瓷器皿、搪瓷器皿、玻璃器皿、砂锅、紫砂药壶、电煎药锅、不锈钢锅、煎药机。

这些器皿与药物所含的成分不易发生化学反应,可以用来煎煮中药。其中砂锅、陶瓷锅,保温性好,水分蒸发量少,传热均匀,更适宜煎煮中药。

忌用:铁器、铝器、铜器、银器等。

忌用铁锅、铜锅、锡锅和铝锅,一方面是因为这些金属元素可与中药中的成分发生化学反应,影响药效;另一方面是因为铁、铜、锡、铝等这些元素本身是药物,不利于疾病的治疗。

-------------------------- 资料来源 --------------------------

[1] 高学敏. 中药学. 北京:中国中医药出版社,2002: 43

[2] 梅全喜,曹俊岭. 中药临床药学. 北京:人民卫生出版社,2013

[3] 庄延双,蔡皓,刘晓,等. 影响中药煎剂质量的因素分析. 中国药房,2012,23(11):1048-1050

[4] 李晖,陈陆双,徐宇琨,等. 中药汤剂煎

煮方法研究概况.湖南中医杂志,2014,(01):147-148

咨询问题4 如何煎煮中药?

问题背景 咨询此问题的患者多为初次煎药,需要耐心向患者交代煎药方法。

知识链接 各类文献中对中药煎煮流程的介绍不尽相同,如《中药学》教材中建议"药材浸泡30~60分钟",而科普宣传读物中建议"浸泡20~30分钟",医疗机构中药煎药室管理规范中仅提及"浸泡时间一般不少于30分钟"。一些医院的宣传部门和药学部门向患者发放的宣传资料也不统一,造成患者的困惑。本书对各参考资料进行整合后,明确了加水量、浸泡时间、煎煮时间等,并给出以下煎药流程,供各医院参考(见问题解答)。

问题解答

1. 浸泡:加冷水至超过药物表面3~5cm,冷水浸泡30~60分钟。

2. 第一煎:大火煮沸后,改小火再煎煮20~30分钟,趁热过滤留取药液。

3. 第二煎:继续在药渣中加水(冷水、热水均可),超过药渣表面1~3cm,大火煮沸后,改小火再煎煮15~20分钟,趁热过滤留取药液。

4. 合并两次药液,约400ml,分两次服用,每次服200ml,小儿减半或遵医嘱。

------------------------------ 资料来源 ------------------------------

[1] 高学敏. 中药学. 北京: 中国中医药出版社,2002: 43

[2] 郑玺. 如何正确煎煮中药. 医药与保健,2008,12: 18

[3] 李春来,李伟东,蔡宝昌. 汤剂煎煮的规范化研究方法探讨. 中成药,2012,(01): 125-129

[4] 朱兴善,朴玉善. 浅谈中药汤剂选材、加工、调剂、煎煮和服法对临床疗效的影响. 中国实用医药,2011,6(23): 236-237

[5] 郭桂明,王宏蕾,范峥. 试论如何开展中药煎服和临方炮制相关的中药临床药学服务. 中国药师,2015,(09): 1526-1529

[6] 卫生部国家中医药管理局. 医疗机构中药煎药室管理规范. 国中医药发[2009]3号

咨询问题5 煎煮前饮片宜浸泡多久?

知识链接 医院或家庭煎煮中药时,常常忽略了中药的浸泡时间,有的医院常浸泡一夜后再煎煮中药。浸泡时间过短,水分不能够充分地进入药材的组织内部,饮片内的各种成分不易煎出。浸泡时间过长,可能会导致药材中有效成分改变,比如含苷类饮片不宜浸泡过久。因为中药的成分十分复杂,往往苷与酶多伴存于中草药中,酶就能促进苷的酶解,生成苷元或次级苷,导致药效改变。例如黄芩的酶在冷水中可以酶解黄芩苷和汉黄芩苷,生成黄芩素和汉黄芩素,使黄芩的有效成分下降,其清热解毒作用降低。张静楷等人通过研究发现,茵陈蒿汤用冷水浸泡后能检出的有效成分为30.98%,而未经浸泡煎出的有效成分为23.74%。蒲维娅等考察了不同煎煮工艺对复方白芍汤的影响,浸泡时间的设定为30分钟和60分钟,结果表明浸泡时间延长,煎出的有效成分会增多。汪鸣凤等以药液颜色、滋味和浸膏得率为指标,对泻白散的不同浸泡时间进行研究,发现未浸泡而直接加冷水煎煮的泻白散煎出率为9.46%;经过不同时间浸泡处理的泻白散煎出率均比未浸泡的高,最大的煎出率为13.55%。可见中药的浸泡与否及浸泡时间长短与药效息息相关。

问题解答

中药浸泡时间一般以30~60分钟为宜,此外还需要根据药材性质、季节而稍有变化。叶、茎类药材为主的组方浸泡时间相对较短,可浸泡20~30分钟;根、根茎、种子、果实、矿石、化石、贝壳类为主的组方浸泡时间相应延长,可浸泡60分钟。夏天室温较高,浸泡时间宜短,30分钟左右为宜,冬天室温低,浸泡时间可相对延长,1小时左右为宜。但总体而言,浸泡时间不宜过久,以免引起药物酶解和霉败。

-------------------------------- 资料来源 --------------------------------

[1] 闵云山. 中药煎煮前浸泡时间长短之我见. 甘肃中医,1995,04;42

[2] 梅全喜,曹俊岭. 中药临床药学. 北京:人民卫生出版社,2013

[3] 汪鸣凤,唐祥荣. 浸泡时间对泻白散煎煮质量的研究. 湖南中医杂志,1997,13(1):42

咨询问题6 浸泡药物宜用热水还是凉水?

知识链接 浸泡中草药须用凉水,大多数中药饮片为干品,有一定的体积和厚度,在煎煮前用冷水浸泡,可以使药物的表面湿润、变软、植物细胞膨胀,物质重新溶解,细胞内溶液浓度显著增高,形成细胞内外的浓度梯度,能使细胞膜破裂,内容物大量释出,或者通过完整的细胞壁,可溶性物质向外扩散溶出。如不经浸泡(或用开水浸泡)直接加热煎煮,药材组织内所含蛋白质固化、淀粉糊化、细胞硬化或细胞外层形成紧密坚实的包膜,不利于水分的渗透和成分的溶出。进而影响药物有效成分的煎出,从而对临床效果产生影响。

问题解答 宜用凉水。

浸泡药物宜用凉水,不宜用热水。用开水浸泡中药饮片,会损坏药材细胞壁,影响有效成分的煎出。此外,茯苓、山药、薏苡、芡实等含淀粉、蛋白质较多的药物遇沸水,表面淀粉凝固,水分不易浸入内部,有效成分难以煎出,影响药效。薄荷、紫苏、广木香、砂仁、豆蔻等,含挥发油及挥发性物质,遇热易挥发,不仅忌用沸水泡,煎煮时更应后下。

-------------------- 资料来源 --------------------

[1] 李春来,李伟东,蔡宝昌. 汤剂煎煮的规范化研究方法探讨. 中成药,2012,34(01):125-129

[2] 贺广华. 中药的剂量与煎煮. 职业与健康,1997,13(02):57-58

[3] 郝荣宝,姜莲莲. 中草药煎煮前浸泡原理见解. 中华现代临床医学杂志,2005,3(14):1395

咨询问题7 听说古人用雨水、井水煎药,煎药应该用什么水? 矿泉水会不会更好?

问题解答 煎药用洁净冷水即可,使用凉开水煎煮中药效果更好,不宜用矿泉水。

煎药用水宜选用洁净的冷水,如自来水、蒸馏水。不能用矿泉水,因为矿泉水中金属离子含量较高,个别金属离子可能会与中药中的生物碱、苷类、鞣酸发生化学反应,影响药效。生活用水多是自来水,由于其中含有余氯,如使用凉开水煎煮中药效果更好,凉开水中余氯已挥发,可避免余氯对中药有效成分的破坏。同时,凉开水中钙和镁的重碳酸盐分解沉淀,降低了水中钙、镁离子的含量,从而减少了药材中有效成分与钙镁离子结合沉淀的机会,使药汁中有效成分浓度提高。

-------- 资料来源 --------

[1] 李丽芳,康小珍,孙志刚.中药汤剂煎服方法对药效的影响.卫生职业教育,2012,30(03):158-159

咨询问题8 煎煮第一煎时应该用浸泡药材的水还是新的水?

问题解答 直接用浸泡药材的水煎煮。

浸泡药材的水是不能倒掉的,应该直接用浸泡药材的水煎煮中药。浸泡后的药材细胞膜破裂,由于细胞内外的浓度梯度,饮片中内容物大量释出,可溶性物质向外扩散,溶解在浸泡的水中。如果将浸泡药材的水倒掉,换新的水煎药,会造成浪费,并且降低药效。

--------- 资料来源 ---------

[1] 李丽芳,康小珍,孙志刚. 中药汤剂煎服方法对药效的影响. 卫生职业教育,2012,30(03):158-159

咨询问题9 煎药应该加入多少水为宜?

知识链接 加水体积的多少,对汤剂的质量有着显著的影响。加水体积过少会造成药物的有效成分溶出不完全,无法起到治疗效果,甚至有效成分可因局部高热而被破坏;加水体积过多,虽可增加有效成分的溶出体积,但汤液过多患者不易服用。

目前关于汤剂加水体积的说法,有以下几种:①传统经验加水法,第一煎加水高度以高出药面3~5cm为度,第二煎加水高度可超过药渣表面1~2cm。中药学中建议第一煎水量以高出药面为度,第二煎水量为第一煎的1/3~1/2;②以每克中药加水约10ml计算,总水体积的70%加到第一煎中,30%加到第二煎中;③量器加水法,解表剂、一般药剂、滋补剂第一煎的加水体积分别为400~600ml、

500~700ml、700~900ml;第二煎加水体积分别为280~300ml、300~350ml、400~500ml;④按公式计算加水法,根据药材的吸水性、煎煮时间、每分钟的蒸发质量及预煎取质量计算加水质量,根据实验结果拟定的加水质量公式为:第一煎加水质量=药材质量×吸水系数+煎煮时间×每分钟蒸发质量+药液的质量;第二煎加水质量=煎煮时间×蒸发质量+药液的质量。王竹兰等又对《伤寒论》中采用标准度量衡单位的药物剂量进行折算,对非标准度量衡单位用量的药物则结合相关实物测量值确定其用量,初步探讨了《伤寒论》中88首汤剂的加水体积与剂量的关系,结果显示,有63首方加水体积(ml)/剂量(g)的比值在5~10,约占71.6%。

煎煮时加水量的多少要根据各类药材的具体情况来确定,药材的组织情况不同、吸水系数不同,加水量也就不同。通常,药材的吸水量大,加水量就要相应增加。一般加水量控制在药材量的4~10倍。王抒等研究认为,在重量相同的药材中,质地轻其容积大,吸水量多;质地坚实其容积小,吸水量亦少。煎煮花、叶、全草及质地轻的药物,其用水量大于一般药材用水量;煎煮矿物、贝壳及其他质地坚实的药物,其用水量应小于一般用水量。

基于以上文献研究,笔者拟定了煎药加水量的标准(见问题解答),该标准较为简单实用,便于向各种文化层次的患者进行沟通,供各家医院咨询药师参考。

问题解答 传统加水量第一煎一般以浸泡后淹没药材3~5cm为度,第二煎可超过药渣表面1~2cm。

宜多放水的药物:茎藤类、花、叶类、全草等质地疏松药材。

宜少放水的药物:骨、角、贝壳、矿石、根茎、种子类质地致密药材。

中药饮片质地不同,其吸水量有显著差别。重量相同的情况下,如果饮片质地疏松,则体积较大,吸水量多,茎藤类、花叶类、全草类以及质地轻松的药物,其用水量大于一般饮片用水量,如鸡血藤、青风藤、菊花、广藿香、蒲公英、通草等。如果质地坚实,则体积较小,吸水量亦少,矿物药、贝壳以及质地坚实的药物,其用水量应小于一般用水量,如生石膏、生牡蛎、茯苓等。最后煎出的药汁总量在400ml左右,患者可根据实际情况进行调整。

其他相关常见问题及解答:

加水后总有质轻药物漂浮,如何超过药面3~5cm?

可以用手轻轻摁住药材,水面漫过手

背3~5cm,或者以药物浸泡前的药面高度为基准。

------------------------------- 资料来源 -------------------------------

[1] 高学敏. 中药学. 北京: 中国中医药出版社,2002: 43

[2] 梅全喜,曹俊岭. 中药临床药学. 北京: 人民卫生出版社,2013

[3] 李春来,李伟东,蔡宝昌. 汤剂煎煮的规范化研究方法探讨. 中成药,2012,30(01):125-129

[4] 王抒. 汤剂正确煎服法对中药疗效的影响. 吉林中医药,2007,27(12): 54

[5] 王竹兰.《伤寒论》汤剂煎煮法与汤剂制备规范化研究. 北京: 北京中医药大学,2010

[6] 李前进. 简论中药汤剂的煎煮原则及注意事项. 中医药导报,2010,16(7): 120-121

[7] 王力智,刘冰. 中药煎剂药量、加水量、火候、煎煮时间和煎取量间关系的实验探讨. 中国药房,1997,8(2): 94-95

[8] 王竹兰,肖相如.《伤寒论》汤剂加水量与剂量的关系. 辽宁中医杂志,2010,37(3) 433-435

[9] 王抒,黄翠. 关于中药煎剂煎煮时对水量的要求. 中国中医药信息杂志,2009,16 (1): 108

[10] 席文胜,张艳玲. 正交实验法优选补中益气汤提取工艺研究. 中药材,2009,32(8)1304-1306

咨询问题10 第二煎用什么水？为什么？

问题解答 用冷水或热水均可。

因头煎后的饮片细胞组织已经膨胀,再加冷水或热水一般均不影响有效成分的扩散。

咨询问题11 煎药应该以多长时间为宜？

问题解答 一般煎药应先用武火煮沸,头煎煮沸后用文火煎煮20~30分钟,二煎煮沸后文火煎煮15~20分钟。

根据药物性能不同,煎煮火候和时间略有不同。含易挥发性有效成分的解表药、清热药、芳香药等煎煮时间不宜过长;补益类药物为了使其有效成分充分析出,宜久煎;解表药宜用武火速煎,头煎煮沸后再武火煎10~15分钟,二煎煮沸后武火煎10分钟,使"气猛力足";滋补调理药先用武火煮沸,再用文火慢煎,头煎煮沸后文火煎30~35分钟,二煎煮沸后20~25分钟,如需三煎,煮沸后文火煎15分钟,使药汁浓厚,药力持久。

········· 资料来源 ·········

[1] 高学敏. 中药学. 北京: 中国中医药出版社, 2002: 43

[2] 文昌凡, 何忠莲. 中药用法与功效的关系. 成都中医药大学学报, 1998, 21(4): 7-10

咨询问题12 中药为什么要煎两次？多放水煎一次不行吗？

知识链接 煎煮一次，即使时间长一点也不行，因为中药饮片吸收水分后组织膨胀，加热煮沸，有效成分溶解出来为药液，开始时饮片内的浓度大于煎出药液浓度，就会继续溶出，内外浓度达到平衡，停止溶解。此时把药液倒出来，加水煎第二次，外部浓度变稀又会继续溶解。第一煎煎煮后，扩散达到平衡，延长煎煮时间，煎出的有效成分不但没有增加，反而因水分的减少，煎出液浓缩，有效成分沉淀析出而减少。只有更换新溶剂或增加溶剂量，增大浓度差能增加扩散速度，使扩散物质的量增多，才能增加煎出量。所以一次久煎不能代替两次分煎。

问题解答 头煎煎药时药物有效成分首先会溶解在进入药材组织的水液中，然后再扩散到药材外部的水液中。到药材内外溶液的浓度达到平衡时,因渗透压平衡,有效成分就不再溶出了。这时,只有将药液滤出,重新加水煎第二煎,有效成分才能继续溶出。

一般而言,一剂中药在煎煮两次后所含的有效成分已大为降低,故以煎煮两遍为佳。但对于药量较大的处方,在两次煎煮后可能存留的有效成分较多,可再煎第三遍,改为一日三次服用,可以节约中药资源,同时在一定程度上可提高疗效。

为了充分利用药材,避免浪费,一剂药最好煎煮两次或三次。

-------------------- 资料来源 --------------------

[1] 荣淑玉. 对提高中药煎剂质量的探讨. 中国药房,1997,8(03):142-143

[2] 张碧玉,邱宝玉,黄南龙. 重视中药汤剂的煎煮方法. 海峡药学,2014,26(01):39-42

咨询问题13 中药的两煎是不是上午煎第一煎,下午煎第二煎?

问题解答 中药的两煎不是上午煎第一煎,下午煎第二煎,两煎药需要连续煎煮,熬出的药汁合并,分成上午、下午两次服用。

第一煎、第二煎要连续煎煮。由于汤药需要分成上午、下午两次服用,所以有很多患者误以为上午煎第一煎,煎完后服用,下午煎第二煎,煎完后再次服用。这样造成药物浓度不一、药效下降,甚至夏天室温高时,煎煮过的中药长时间放置可能会酸腐变质,需要向患者强调两煎连续煎煮。

咨询问题14 中药煎好后应趁热倒出还是放凉了再倒出?

问题解答 宜趁热倒出。

中医药专家通过研究发现,趁热滤出药汁后的药渣常呈饱和状态,含有较高有效成分,待中药凉后,药物溶解度就会下降,药物有效成分会被药材重吸收,此时滤出的药汁药效成分会减少。特别是质地疏松、吸水性强的药物,如芦根、白茅根、鱼腥草等,如果不趁热过滤,会有部分药液随药渣倒掉,降低药物疗效。此外,中药中存在的高分子化合物使水煎液形成一种胶体溶液,从而增加了某些不溶性成分的混悬能力。常规煎煮冷却后,往往因胶态的变化而析出沉淀或呈现混浊,难于过滤,所以煎后应趁热过滤。

--------- 资料来源 ---------

[1] 王东青,张亚丽.浅议中药汤剂制备过程中存在的问题.国医论坛,2013,(02):57-58

咨询问题15 煎药以取多少药液为宜?

问题解答 内服药液一般以400ml为宜,分两次服用,每次服200ml。

除上述服药药液量外,根据与剂量大小、患者病情、体质、年龄,药液量还可以适当调整。用药剂量大者,用水必多,则煎取的药液也应相对较多,每次可取350~400ml,剂量较小,煎取的药液亦较少,每次可取200~250ml。小儿、吞咽困难、浮肿患者、重症患者或呕吐剧烈者,则应该适当浓煎少取,以减少患者服药的负担。发热患者服清热解毒剂时,药液可稍多,以助药力;生津止渴药药量也应较多,并可代茶频服。一般儿童1岁以内用成人药量的1/5,1~3岁用成人药量的1/4,4~7岁用成人药量的1/3,8~10岁用成人药量的1/2,10岁以上用成人药量。外用熏洗药、坐浴药、浸泡药则应该适当增加药液,局部用药。具体情况应视熏洗部位而定。

------------ 资料来源 ------------

[1] 刘树明,陈涵. 中药汤剂煎煮及服用时间和方法. 卫生职业教育,2008,26(17):147-149

咨询问题16 煎糊的药物还能否服用?

问题解答 切记煎糊的药物不能服用。

中药一旦煎糊,其性质就会发生改变。例如,滋补性中药煎糊后,其性味会由甘甜变成苦涩,不可能再起到滋补作用;活血化瘀药物煎糊后,会变成具有止血作用的药物。大部分中药煎糊后,有效成分都会遭到破坏,甚至效果相反,该清热的不能清热,该滋补的不能滋补。因此,中药煎糊后应丢弃,不能服用。

-------------------- 资料来源 --------------------

[1] 王东青,张亚丽.浅议中药汤剂制备过程中存在的问题.国医论坛,2013,(02):57-58

咨询问题17 如何防止药物煎糊?

问题解答 注意煎药火候、有无需要包煎药物、药锅清洁、定时搅拌。

煎药时防止糊锅一般须要注意以下问题:

(1)选择适宜的煎药容器:煎药加热的过程中,热能要通过容器才能传递到水和药物中,而不同的容器对热量的传递是不一样的,如果热量传递不均匀,锅底温度过高,其他部位温度较低,会给人一种假象,认为锅中温度不高,从而忽视及时搅拌而造成糊锅。因此,药锅最好选择传热均匀的砂锅、搪瓷锅等。

（2）锅底要保持清洁：煎药前一定要清除掉黏附于锅底的糊垢,因为这些糊垢不仅会使药物易于黏附,还能在煎煮过程中使糊垢本身会更加焦糊。

（3）注意正确煎煮需要特殊煎煮的饮片,进行包煎、冲服、烊化等,煎煮不当也可能造成糊锅。

（4）药物煎煮时,应该放入足够量清水,适当地搅拌,火候不宜过猛。

咨询问题18 一年前医生开的中药饮片现在还能不能喝?

知识类型 中药饮片的保质期

知识链接 药品有效期是指药品在一定的贮存条件下,能够保持质量不变的期限。药品有效期是药品标准的重要组成部分。中药材、中药饮片的活性成分实质是化学物质,这些物质在一定的环境、温度和气压下都会随时间的推移而发生变化。品种不同,变化快慢不一,根本不可能无限期地保持原有的质量,甚至使药效降低、毒性增强。如继续使用,可能对人体健康造成危害。

中药材、中药饮片无有效期的问题,在流通、使用、监管过程中一直是个盲点,以致许多人形成了中药根本没有有效期的观念。由于国家没有出台相关的规定、标准,长期以来,中药专业技术人员在日常工作中,只能凭借眼观、鼻闻、手摸、口尝等感官经验,用最原始的方法来判断药材、饮片的质量,只有当出现明显的霉变、虫蛀、走油、泛酸、变色等现象时方视为变质。一般来说,草本植物保质期不超过两年,木本植物不超过4年,矿物质不超过10年。

问题解答 一年前医生开的中药饮片不建议使用。

中药饮片的保质期较长,一般单味的中药饮片阴凉处可以保存数年,一些名贵药材时间还要更长些,但含油多、蜜制的饮片容易受潮变质或生虫,保存期相对较短。只要保管妥当,不发生霉变、生虫、走油、变色等情况都不影响饮片质量。所以家庭所存中药,均不建议跨四季保存。

饮片没有变质,并不意味着可以放心服用。患者还需要到医生处重新辨证,只有证与方相对应,才可以继续服用。

-------------------------- 资料来源 --------------------------

[1] 刘莉,丁倩,宋志刚. 浅论中药材、中药饮片制订有效期的必要性. 中国药房,2007,18（21）: 1601-1602

咨询问题19 甘草可以解百毒,每付药都必须配伍使用吗?

知识链接 甘草具有补脾益气,通经脉,利血气,清热解毒,止血,祛痰润肺,缓急止痛,调和诸药的功效,广泛地被用于保肝,降血脂,抗癌,抗干扰素诱生剂及增强细胞免疫调节等方面。南朝医学家陶景弘说:"此草最为众药之王,经方少有不用者,"故有"十方九草"之说,尊称"国老"。甘草的有效成分有甘草酸、甘草次酸及多种黄酮成分等,是甘草药用和毒副作用的主要成分。大量服用或小量长期服用可能导致水肿、四肢无力、头晕、血压升高、低血钾等假醛固酮样作用。除假醛固酮样作用外,甘草还可能导致消化系统不良反应,如恶心、腹泻、呕吐等;神经系统不良反应,如兴奋、精神病或诱发癫痫;内分泌系统不良反应,导致血糖升高;心血管系统不良反应,如升高血压等。且甘草不宜与海藻、大戟、甘遂、芫花同用,属于中药配伍的十八反。综上,甘草虽然是一味应用广泛的中药,但也有配伍禁忌及不同程度的毒副作用,临床上应该注意合理使用。

问题解答 甘草能调和诸药,常作为使药在方中配伍,但不是每付汤药必须配伍使用。

甘草可补脾益气，清热解毒，祛痰止咳，缓急止痛，调和诸药。临床有生甘草和炙甘草之分，生甘草，长于清火，以清热解毒、润肺止咳力胜。用于痰热咳嗽、咽喉肿痛等。炙甘草，长于温中，以甘温益气、缓急止痛力强。用于脾虚胃弱，心动悸脉结代等。

虽然甘草应用面广泛，但并不是每付汤药都要配伍。甘草不宜长期配伍服用，因为甘草有假醛固酮样副作用，如果长期大量服用可能导致血压升高、水肿等不适。患有血压过高，糖尿病，肾脏疾病，心脏病患者应避免摄入甘草。孕妇和哺乳期女性，以及存在性功能障碍的男性也应避免这种草药。正在使用血管紧张素抑制剂和利尿剂药物（如阿司匹林、地高辛、皮质类固醇、胰岛素、口服避孕药和泻药）的患者也应该避免使用甘草。

除假醛固酮样作用外，甘草还可能导致消化系统、神经系统、内分泌系统、心血管系统等不良反应。张子和《儒门事亲》中记载"藻戟遂芫俱战草"，即甘草不宜与海藻、大戟、甘遂、芫花同用。故甘草虽然是一味应用广泛的中药，但也有配伍禁忌及不同程度的毒副作用，临床上应该注意合理使用。

-------------------- 资料来源 --------------------

[1] 高学敏. 中药学. 北京: 中国中医药出版社, 2002: 43

[2] 李生洪. 甘草不良反应的研究. 时珍国医国药, 2007, 18(8): 2042

[3] 何吉芬. 浅谈甘草及其制剂的毒副作用. 中国中医药现代远程教育, 2010, 8(23): 66-67

特殊煎煮中药

咨询问题20 一付中药里有很多小包装,该如何区分呢?

知识链接 中药饮片定量小包装是指中药饮片厂将加工炮制合格的中药饮片,根据临床常用剂量用一定包装材料分装成不同规格小包装,由药师直接调配,无需称量的一种饮片包装方法。有的中医院全部采用小包装饮片,有的医院以散装饮片为主,小包装饮片为辅。小包装饮片包装材料五花八门,有聚乙烯塑料薄膜、塑料薄膜内敷纸质材料、纯纸质材料、还有无纺布等,这样就给患者煎药带来难度。无纺布包装的饮片常常没有在包装上印任何文字说明,而塑料包装背面虽然有文字说明煎法,但是常常字体小,患者很难注意到,一些老年患者更不易看清。故采用小包装饮片的医院更应该注意发药交代,避免患者由于煎法错误导致的中药不良反应。饮片生产厂家也应在外包装醒目的地方印刷饮片的煎法。

问题解答 小包装按材质可分为:塑料、纸质、塑料薄膜内敷纸质材料、无纺布、棉布包,其中无纺布及布包饮片不需打开包装,与其他饮片同煎。塑料、纸质包装等需要分辨是否需要先煎后下(参见附录1)。

中药需要小包装的原因很多,单独包装的饮片大部分为特殊煎煮中药。比如含挥发油、糖、脂肪油等药材需要塑料或塑料薄膜内敷纸质材料包装;种子类体积较小的、粉末状的、黏性的、容易烧焦的药物,或带毛刺,容易刺激嗓子或消化道的药物等,需包煎避免刺激咽喉,如车前子、蚕沙、蒲黄炭等采用无纺布或布袋包装,需要包煎,不能打开包装。其他小包装饮片需要药师进行发药交代或者患者阅读包装上的煎煮方法,按说明进行煎煮。

-------------- 资料来源 --------------

[1] 楼步青,林华. 中药饮片小包装的质量控制. 时珍国医国药,2008,19(12):3071-3072

[2] 徐军,车京梅,朱剑敏,等. 浅析中药饮片小包装的应用情况及建议. 中国药师,2011,14(06):904-905

咨询问题21 有哪些药物适宜先煎?

知识链接 含毒性成分或有效成分难溶的药物需要先煎。《中国药典》(2015版)制川乌项下注明"制川乌……宜先煎、久煎"。制草乌项下注明"制草乌……宜先煎、久煎"。川乌、草乌中含有毒性极大的乌头碱、中乌头碱、次乌头碱等双酯型乌头碱,经过长时间加热煎煮处理,使极毒的双酯型乌头碱C8位上的乙酰基水解(或分解),失去一分子醋酸,得到相应的苯甲酰单酯型生物碱其毒性为双酯型乌头碱的1/500~1/50;再进一步将C14位上的苯甲酰基水解(或分解),失去一分子苯甲酸,得到亲水性氨基醇类乌头原碱,其毒性仅为双酯型乌头碱的1/4000~1/2000。矿石、贝壳、角甲类药物多质地坚硬,有效成分难以煎出,先煎、久煎可增加药物的溶解度,有利于有效成分的煎出,一般均要求打碎后先煎,如瓦楞子、水牛角、石决明、石膏、自然铜、牡蛎、龟甲、珍珠母、羚羊角、紫石英、蛤壳、磁石、赭石、鳖甲等。

问题解答 含毒性成分或有效成分难溶的药物需要先煎。

先煎方法:在群药煎煮前单独先煎30~60分钟。

根据处方开出药物脚注所标的"先煎"二字,或者单独包装饮片外包装注明"先煎"的,先煎的药物应先煎30~60分钟,再与群药同煎。

需要先煎的药物分为两类:一类是含毒

性成分的药物,如附子、川乌、草乌等,宜先煎45~60分钟,达到降低毒性的目的;另一类是有效成分难以溶出的药物,如矿石、贝壳、角甲类药物,久煎可以增加其有效成分的溶出率。

-------------------- 资料来源 --------------------

[1] 高学敏. 中药学. 北京:中国中医药出版社,2002:43

[2] 梅全喜,曹俊岭. 中药临床药学. 北京:人民卫生出版社,2013

[3] 李学林,陶继阳. 中药汤剂中先煎药物的分类及煎煮方法. 中医研究,2008,21(10):15-16

[4] 马鸿雁,李楠,杨明. 乌头碱水解实验和热力学研究. 成都中医药大学学报,2005,28(3):57-59

[5] 刘永刚,刘倩,张宏桂,等. 高效液相色谱-质谱联用法研究乌头碱的水解产物. 中国新药杂志,2007,16(4):303-305

[6] 龚千锋. 中药炮制学. 北京:中国中医药出版社,2003:310-312

咨询问题22 先煎药物煎好后应该倒出药液,待其他饮片煎好后混合服用,还是先

煎药物煎好后将其他饮片泡好倒入锅中继续煎煮？

【问题背景】 这些患者不明白先煎的目的,故而不明白先煎的煎法。

【问题解答】 先煎药物煎煮一定的时间后,将其他泡好的饮片放入锅中,继续共同煎煮,从而达到延长先煎药物煎煮时间的目的。

饮片外包装上先煎的说明为"在群药煎煮前先煎30~60分钟",有部分小包装饮片仅注明"先煎"而没有具体的说明,导致部分患者不能完全理解先煎的具体煎法。误以为先煎药只需先单独煎30~60分钟,之后不需再进行煎煮。为避免患者先煎药煎煮错误,建议咨询药师多叮嘱一句,"先煎药煎煮前浸泡其他饮片,先煎药煎煮30~60分钟,煎好后放入泡好的群药继续同煎。"

【咨询问题23】 煎煮先煎药物应该加多少水？

【问题解答】 加入刚好能够煎先煎药物的水量即可。

有的患者放入能够煎煮全方的水量煎煮先煎药物,先煎药物煎好后,把剩余饮片直接倒入锅中继续煎煮,忘记浸泡其余饮片,这样操作是不合理的。

应该放入刚好能够煎先煎药物的水量即可,煎先煎药物的同时,浸泡其余药物,先煎药煎30~60分钟后,将浸泡好的其余药材与水一起倒入锅中继续煎煮。

咨询问题24 有哪些药物适宜后下?

知识链接 后下药物的煎法对药效的影响很大,从古至今,许多医药学家对此都很重视。芳香性中药均含挥发油,一般认为,久煎使其气味挥发,有效成分损失而影响疗效,因此入煎剂宜后下,如豆蔻、薄荷、砂仁、肉桂等。杨荫文等研究表明,芳香性药材白豆蔻在制汤时,应采用浸泡煎煮的方法,以煎煮2分钟左右为宜。葛尔宁研究表明,用文火煎煮薄荷煎煮10分钟后含量消失过半。蔡琳等实验发现,砂仁在煎煮5分钟时挥发油煎出率最高。因此,为保证此类药物的药效,入汤剂宜后下。大黄,自古即有"凡气味俱厚之药,皆忌久煎,而大黄尤甚"之说,大黄中含结合性蒽醌衍生物,其中双蒽酮苷泻下作用最强,久煎后多被破坏,故泻下作用大为减弱。因此,取大黄泻下之功时,常须后下。许根龙实验证明,钩藤所含钩藤碱及异钩藤碱分子中均含有酯键,在煮沸过程中会发生水解反应,故有效成分不稳定的药物也应后下。

问题解答 气味芳香的药物、有效成分不稳定的药物及久煎增加毒性的药物需要后下。

后下药物主要包括：①气味芳香含挥发性物质的药物，久煎导致其有效成分挥发，而药效降低，如薄荷、青蒿、香薷、木香、砂仁、豆蔻、沉香等；②有效成分受热不稳定的药物，久煎导致有效成分结构破坏，失去药效，如大黄、番泻叶、杏仁、钩藤、鱼腥草。

后下方法：不需浸泡，在群药第一煎煎好前5~10分钟放入，第二煎与群药同煎。

根据处方开出药物脚注所标的"后下"二字，或者单独包装饮片外包装注明"后下"的。后下药一般在其他药第一煎煎好前5~10分钟入煎即可，煎煮时要加盖。

其他相关常见问题及解答：

后下药物需要提前浸泡吗？第二煎需要后下吗？

后下药物不需提前浸泡，第二煎与群药同煎，仅第一煎需要后下。

-------------------- 资料来源 --------------------

[1] 高学敏. 中药学. 北京：中国中医药出版社, 2002: 43

[2] 梅全喜, 曹俊岭. 中药临床药学. 北京：

人民卫生出版社,2013

[3] 杨荫文,赵锦,刘普查,等.白豆蔻制汤剂的方法研究.陕西中医,2008,29(2):223-224

[4] 葛尔宁.毛细管气相色谱法测定薄荷煎剂中薄荷脑和(－)-薄荷酮的含量及变化.中国实验方剂学杂志,2007,13(5):7-9

[5] 蔡琳,柳小秦,赵海峰,等.砂仁不同煎煮方法对提取物影响的研究.云南中医中药杂志,2009,30(3):55-56

[6] 孙玉琦,肖小河,马永刚,等.大黄煎煮过程中蒽醌类成分动态变化规律研究.解放军药学学报,2006,22(4)281-283

[7] 许根龙.用回滴法比较不同入药部位和煎煮时间对钩藤有效成分煎出量的影响.首都医药,2000,7(5):47

咨询问题25 有哪些药物适宜包煎?

问题解答 粉末、细小、有绒毛、有黏液质等饮片适宜包煎;

将布包、无纺布袋或滤纸袋直接放入锅中同煎。

根据处方开出药物脚注所标的"包煎、布包煎"的,或者用布、滤纸袋、无纺布袋单独包装的饮片。因包装材料与饮片一同入锅煎煮,故包煎药物外包装多未印刷"包煎"字样或其他文字说明。

包煎药物主要包括: ①细小、质软、质轻的植物果实或种子等药材,如葶苈子、车前子、蒲黄、马勃等;②表面有绒毛的药材,其绒毛对咽喉、消化道有刺激作用,如不包煎会刺激咽喉导致咳嗽,如辛夷、旋覆花、枇杷叶等;③含有黏液质的药物,易沉于锅底,造成糊锅的药物,如车前子、葶苈子等;④矿物质、贝壳类药材打碎后呈细小颗粒状及粉末状的药物,易使汤液浑浊,不利服用的,如滑石、蛤粉、磁石、青黛、六一散、黛蛤散、灶心土等。包煎宜用丝、棉布、无纺布等放入锅中不易被破坏且通透性良好的材料,包扎宜宽松,在煎煮过程中需要经常加以搅拌。

包煎时药袋应尽量松些,以免药物膨胀时空间不足导致无法更多吸收水分而煎熬不透。

其他相关常见问题及解答:

处方中常见六一散、黛蛤散需要包煎,这是什么药,为什么包煎?

六一散的组成为: 滑石粉∶甘草=6∶1,研末混匀制成。内服可清暑利湿,用于暑热身倦,口渴泄泻,小便黄少;外用可治痱子刺痒。内服宜包煎。

黛蛤散的组成为: 青黛∶蛤壳粉=1∶10,

过筛,混匀,即得。清肝肺热,除烦。用于肝肺实热,头晕耳鸣,肺痿肺痈,咽膈不利,心烦口渴。

由于这两组方药都为细末,医生可以在处方中直接开具,如果将药末直接放入锅中煎煮易引起药液焦化或糊化,故需包煎。

-------- 资料来源 --------

[1] 高学敏. 中药学. 北京:中国中医药出版社,2002

[2] 梅全喜,曹俊岭. 中药临床药学. 北京:人民卫生出版社,2013

[3] 徐东宁. 浅谈包煎. 时珍国药研究,1998,9(3):262

咨询问题26 哪些药物需要"烊化"? 如何烊化呢?

问题解答 某些胶质、黏性较大或易溶的药物需要烊化,如阿胶、鹿角胶、芒硝等。

烊化方法:用煎好的药液加热融化,或用热水融化后与药液同服。

根据处方开出药物脚注所标的"烊化"二字,或者单独包装饮片外包装注明"烊化"的。这类药物主要是一些胶类、黏性大且易溶的药物,如入汤剂煎煮易粘锅或黏附其他药物,影响煎煮,宜单用水、黄酒将此类药物加热,烊化后,与其他药物的煎液同服;也可直接放入其他药物煎好的药液加热,烊化服用。如阿胶、鹿角胶、龟甲胶、鳖甲胶、鸡血藤胶等。不需加热即易溶于水的药材,如芒硝、玄明粉、蜂蜜、饴糖等可融入汤液服用。

其他相关常见问题及解答:

阿胶珠是不是跟阿胶一样,需不需要烊化呢?为什么医生没有注明,药师也没有单包呢?

阿胶珠是阿胶用蛤粉烫制而成,炒制后降低了阿胶的滋腻之性,入汤剂与群药同煎即可。阿胶珠同时降低了阿胶碍胃的副作用,同时增强养阴润肺作用,矫正了其不良气味。

-------------------------------- 资料来源 --------------------------------

[1] 高学敏. 中药学. 北京:中国中医药出版社,2002: 43

[2] 梅全喜,曹俊岭. 中药临床药学. 北京:人民卫生出版社,2013

咨询问题27 在医生的处方上常常可以看到"另包冲服"字样,该如何煎煮?

问题解答 冲服方法:用药液或开水冲开服用。

根据处方开出药物脚注所标的"冲服"二字，或者单独包装饮片外包装注明"冲服"字样的。冲服药物主要包括以下几种：①有效成分难溶于水的药物，如青黛、甘遂等；②有效成分受热被破坏的药物，如雷丸、鹤草芽、沉香面、檀香、肉桂等；③动物类贵重药物，如麝香、牛黄、珍珠、羚羊角等；④贵重的根、根茎类中药，如人参、西洋参、川贝母、三七、天麻等；⑤根据病情需要，研末冲服可以提高疗效的药物，如花蕊石、白及、大黄等；⑥有些散剂、丹剂等成药，如紫雪丹、活血止痛散，也应该在其他药物煎煮好后冲服。

总而言之，标明"冲服"字样的中药多为粉末，凡是处方医师上注明冲服的药物或小包装背面注明"冲服"的药物，宜用药液或开水冲开服用。

有些患者将冲服药冲入药液后，静置几分钟再服用，这种做法是错误的。冲服药多为不溶粉末，如三七粉、松花粉等，将药物冲入药液后应立即服用，静置后药物沉淀，可能会被当做杂质丢弃，造成浪费。

-------------------------------- 资料来源 --------------------------------

[1] 高学敏. 中药学. 北京：中国中医药出版社, 2002: 43

[2] 梅全喜,曹俊岭. 中药临床药学. 北京: 人民卫生出版社,2013

咨询问题28 何为"单煎""另煎兑服"?

问题解答 单煎、另煎方法:单独煎汁 1~2小时后,将药汁兑入汤药服用。

另煎兑服主要指某些贵重药材为了更好地煎出有效成分,应单独另煎1~2小时。煎液可以单独服用,也可与其他煎液兑入服用。另煎兑服品种有人参片、红参片、西洋参、羚羊角、鹿茸片等。这些药物也可搓成细粉调服。

此外还有"生汁兑入",是指把鲜品药材榨汁去渣,不适宜入煎剂,可以兑入煎煮好药液中服用。品种有鲜生地汁、生藕汁、梨汁、生姜汁、荸荠汁、白茅根汁、鲜竹沥等。

-------------------- 资料来源 --------------------

[1] 高学敏. 中药学. 北京:中国中医药出版社,2002:43

[2] 梅全喜,曹俊岭. 中药临床药学. 北京: 人民卫生出版社,2013

咨询问题29 何为"煎汤代水"?

问题解答 煎汤代水就是把一付药分两

次煎煮,先煎好一部分药材,去渣,存液,再用这些药液续煎另外一部分药材。

煎汤代水就是分次煎煮,是针对一些质地轻、吸水易膨胀、单味有效成分少、必须投以较大量才能见效的药物。

须"煎汤代水"使用药物包括两类:

一是质地松泡、轻浮、用量较大的药物,如抽葫芦、丝瓜络、玉米须、通草、稻草根等。此类药品体积大,如与其他药物放在一起煎煮难以煎出有效成分,应该分开煎煮。

二是含有泥土物质的药物,如伏龙肝(灶心土),如果伏龙肝同其他药物煎煮,难免会有泥屑混入药液内,影响药液质量,如采用煎汤代水可以避免这一弊端。其煎煮方法是把伏龙肝单独煎煮30分钟,煎后沉淀,取其上清液,除去渣滓,用此清液代水再煎其他药物。

-------------------------- 资料来源 --------------------------

[1] 高学敏. 中药学. 北京:中国中医药出版社,2002

[2] 梅全喜,曹俊岭. 中药临床药学. 北京:人民卫生出版社,2013

咨询问题30 **鲜药如何保存?**

问题解答 宜置于冰箱内冷藏。

鲜药须注意保鲜,现在多采用真空包装,要立即带外包装将其存放于冰箱内冷藏,煎煮前再打开包装,并按处方的用量与群药同煎,或遵医嘱。传统的保鲜方法有:自然储藏、砂藏、砂植、冰箱储藏、塑料薄膜保鲜、移栽等。

其他煎药方法

咨询问题31 什么是家庭电煎药锅？

问题解答 电煎药锅是近些年来产生的一种小电器，有一体式电煎药锅和分体式煎药锅。一体式电煎药锅在底部有发热盘，分体式煎药锅的锅与加热盘分离，二者相比，分体式煎药锅加热药物更均匀，与传统煎药方法更相近。它们均采用电子自动温控系统，全自动煎药，免看管，不煎干，不沸溢，全自动保温。将现代设计与传统煎药相结合，能有效提炼药材。目前电煎药锅一般采用陶瓷、紫砂等，符合传统煎药器皿要求，容量从1~5L不等，亦有文火、武火的区分，适合家居使用，简单方便。

咨询问题32 使用家庭电煎药壶有哪些注意事项？

问题解答

1. 注意电源电压的相符，保持接触良好。

2. 严禁空壶或装药后未加水通电。

3. 严禁壶体高温时急加冷水（骤冷骤热会导致陶瓷或玻璃类物体破裂）。

4. 壶体为陶瓷体，应轻拿轻放，不要放在倾斜度大于5℃的台面上使用。

5.通电时,切勿小孩接触,也不要用湿布抹拭,以防意外。

6.严禁整个壶体放入水中浸泡或淋洗,以防电路损坏。

7.切勿用坚硬物体洗刷壶内发热体,可用不锈钢丝球洗刷其表面。

咨询问题33 何为中药煎煮机?

问题解答 随着人们生活节奏的加快,传统的砂锅煎煮已经不能满足煎药需求,简便、安全、高效的中药煎药机应运而生。中药煎煮机是一种带有电控装置的全密闭微压容器,利用水煎沸腾及其产生的蒸汽一次性使药物的成分充分的煎出,其煎药方便,可以提高工作效率,减轻工作量,保证中药药效,更符合卫生学要求,不易变质,且机煎中药保存携带方便。被大量应用于医院、中医诊所、药店、制剂室或药房等。

煎药机的优点有:①操作简便、安全;②由于其密闭性好,防止了药液蒸发和散发,药物有效成分溶出更充分;③可多剂同煎,提高了工作效率;④采用自动真空灭菌包装,延长了药物的保质期。当然,煎药机也有很多不足之处,如煎出药液色浅、煎煮过程不灵活等,还有待进一步改进。

-------------------- 资料来源 --------------------

[1] 林宁. 中药煎煮机技术特点与使用. 现代中西医结合杂志,2001,23: 2271-2272

[2] 朱美莲,程舒里. 浅谈用中药煎煮机煎药的利与弊. 中国药业,2001,10(09): 35

[3] 张洁. 中药煎煮机与传统煎药法的比较. 山西中医,2013,29(05): 39,-41

咨询问题34 中药煎药机能不能满足特殊煎煮方法,如先煎、后下等?

问题解答 在煎药机发展之初,确实存在一些不足,如不能满足传统的特殊煎药方式,如后下、文火、武火等。针对煎药机所存在的问题,国家中医药管理局制定并施行《医疗机构中药煎药室管理规范》,对中药浸泡、两煎、搅拌以及先煎后下等方面提出了明确要求。现在新型煎药机具有自动两煎、二煎自动加水计量、均分包装、滑动锁紧、文武火自动转换、先煎后下、自动搅拌、药渣自动分离、煎煮定时、自动清洗和防干烧等新功能,符合规范煎药流程,能确保中药的煎出和利用、保证有效成分煎出,基本能满足中药的特殊煎法。

·········· 资料来源 ··········

[1] 梅全喜,曹俊岭.中药临床药学.北京:人民卫生出版社,2013

[2] 张洁.中药煎煮机与传统煎药法的比较.山西中医,2013,29(05):39-41

咨询问题35 代煎中药如何保存?

问题解答 常温可保存2~3天,冰箱0~5℃范围内保存,可保存30天。

由于代煎中药为密封真空包装,所以保质期较自煎中药长。代煎中药常温可保存2~3天,最好在冰箱冷藏室0~5℃范围内保存,可保存30天,服用前需要加热。若发现药液袋鼓起、药液变味或有气泡等异常现象属变质,不可服用。

咨询问题36 什么是中药配方颗粒?

知识链接 随着科学技术的进步和现代生活习惯的改变,汤剂这一使用了千百年的古老剂型已不能适应一部分人需要快速简便的要求,因此,多年来汤剂剂型一直在改进和发展变化中,中药配方颗粒就是其中一种。1993年中药配方颗粒被列为国家科委"星火计划",后又被列入中药"十五"发展计划以及"中药现代化科技产业行动计划"等。2001年,我国开始正式将中药配方颗粒纳入到中药饮片管理范畴。目前,国内越来越多的中医院开始接受中药配方颗粒,临床应用不断扩大,疗效也不断得到验证。这一"新型饮片"已逐步得到部分患者、医生的认可,2009年全国生产中药配方颗粒为2500吨,销售额达10.9亿元人民币。

问题解答 中药配方颗粒是在传统中医药理论指导下,以优质、道地药材经规范炮制加工成的中药饮片为原料,采用先进工艺,经过科学提取、低温浓缩、喷雾干燥等工序精制而成的供医生临床配方使用的单味中药浓缩颗粒。在中国香港和中国台湾地区也称科学中药或浓缩中药。

中药配方颗粒最大的特点就是不用煎煮,此外还具有剂量准确、卫生、即冲即服和贮存携带方便等特点,克服了传统中药饮片调配称量不够准确、服用剂量不易掌握、易污染、临床用煎煮候药时间较长和携带不方便等不足。与传统饮片粉碎加工、中药超微粉末不同,后两者改变的只是饮片的物理性状,饮片未经煎煮,直接研末,相当于散剂。而中药配方颗粒为多种单味中药浓缩颗粒配伍使用,适应辨证施治、处方变化的需要,且有不需煎煮,服用方便、吸收快捷、剂量准确、安全清洁、携带便利等优点。中药配方颗粒和其他冲剂也不同,现在临床上使用的冲剂和颗粒剂都是含有较多的糖和辅料,而配方颗粒不含糖,部分品种含辅料也是少量的;冲剂为固定方,不能辨证加减,配方颗粒可以随症加减药物。当然,配方颗粒的疗效也存在争议,还有待进一步验证。

---------------------------- 资料来源 ----------------------------

[1] 林渊,周良良,吴水生. 对中药汤剂剂型改革研究的思考. 中国实验方剂学杂志,2011,17(5): 264-266

[2] 叶殷殷,曾元儿,曹骋,等. 中药配方颗粒的研究进展. 临床医学工程,2011,18(5): 807-809

咨询问题37 中药配方颗粒的有效期有多长?

问题解答 中药配方颗粒有效期一般为三年。如保存不当,发生氧化、水解、还原、光解等,颗粒剂的变潮、颗粒黏结、变色则不宜服用。

---------------------------- 资料来源 ----------------------------

[1] 胡淑凤,王新玲. 中药配方颗粒的性价比评估. 中国卫生产业,2011,8(12z): 137

咨询问题38 中药配方颗粒服用要注意哪些问题?

问题解答 配方颗粒可以冲服、蜜调服、装胶囊服用。冲服方法：将医生所开配方颗粒剪开倒入杯中，加温开水100~200ml，或遵医嘱。搅拌至溶解，如有部分贵重生药经超微粉碎入药，不能溶解，可以摇匀后服用。蜜调服：用蜜调后制成微丸，可以解决儿童服用困难的问题。此外还可以将配方颗粒装成胶囊，随身携带，长期服用。

冲服时有以下注意事项：①一定要用开水（90~100℃）；②加水后要搅拌30秒~1分钟左右，直至充分溶解；③要有足够的水量；④部分贵重生药经超微粉碎入药，不能溶解，需要摇匀后服用。

咨询问题39 为什么有些配方颗粒冲服会出现不溶解或难溶解现象？

问题解答 配方颗粒在冲服时有些品种会出现不溶解或部分不溶解，或溶解较慢。出现上述现象的原因有两个方面：

1. 部分颗粒本身是由药材微粉化后制成，冲服时类似于散剂，有不溶解、沉淀现象。如：川贝母、天麻、全蝎、蜈蚣、沉香、西洋参、三七等。

2. 有些籽仁、根类产品，冲服时出现混浊或有絮状物，尤其在药液放冷后比较明显，这是由于这类药物含有的一些物质，在温度较高的药液里溶解，在温度较低的药液里凝聚所致。这类产品有:车前子、菟丝子、法半夏等。难溶现象的出现主要是冲服方法不当造成,如水温低、搅拌不充分等,患者经常反映的"不溶"多指这一类。

咨询问题40 相同的配方颗粒,每次颜色深浅为什么会不同?

问题解答 配方颗粒颜色不同可能有以下原因:

1. 不同批次产品颜色深浅不同,是一种批间差异,如果不是改工艺,差异不会太大,应属一个色系。

2. 同批产品颗粒颜色深浅不一,受中药干粉的可压缩性、环境湿度、压辊压力等多方面因素的影响,也与目前干压制粒工艺水平现状有关。

咨询问题41 什么是中药外洗剂? 有什么作用?

问题解答 中药外洗法是将药物煎汤后,将药液直接用于病损部位,使药物直接发挥治疗作用的治疗方法。目前常用的洗剂有骨科洗剂、妇科洗剂、外科洗剂、皮肤科洗剂。常用于治疗扭挫伤、促进骨折术后愈合、阴道炎、湿疹、皮炎、痔疮等。骨科常配伍活血化瘀的中药,以活血化瘀,理气止痛,如红花、大黄、乳香、没药等;治疗风湿类疾病常配伍祛风湿药,如威灵仙、伸筋草、海桐皮、五加皮等；治疗阴道炎等妇科疾病常配伍荆芥、防风、地肤子、蛇床子等，散风、除湿、杀虫；治疗皮肤疾病常配伍苦参、荆芥、白鲜皮、苍耳子等，以达祛风、止痒、清热、燥湿的目的。

通过温热的药液，中药外洗剂药液中的药物离子通过皮肤、黏膜的吸收、扩散等途径进入人体，增加了病灶局部有效药物的浓度，避免了肝脏首过效应，直接针对局部病位发挥治疗作用。同时湿热刺激引起局部血管扩张，促进局部和周身的血液循环及淋巴循环，使新陈代谢旺盛，局部组织和全身机能得以改善，从而使疾病痊愈。

-------- 资料来源 --------

[1] 宋广英. 中药洗浴疗法治疗皮肤瘙证概况. 广西中医学院学报，2007，10（01）：73-76

咨询问题42 外洗剂怎样煎煮？
问题解答

1. 煎煮外洗剂前，先缝制一个方形布袋或者购买外洗剂专用的无纺布袋。

2. 取药一袋外洗剂，将待煎外洗剂放入布袋或无纺布袋中，拉紧袋口。

3. 煎药锅中加清水1000~1500ml，浸泡药材5~10分钟,大火煎煮10分钟左右,将药汁倒入盆中,趁热熏洗。

4. 药袋取出放凉后,置冰箱冷藏。一袋外洗剂可使用2~3天。次日可直接将药袋放入锅中煎煮,不需浸泡。

外洗方法:趁热熏患处,待药液温度适宜后再将患处放入盆中浸泡。每次熏洗30分钟,每天2~3次。不能浸泡的部位如腹部、背部,可以用纱布或者毛巾湿敷局部。

-------------------------------- 资料来源 --------------------------------

[1] 谭泽林,袁智文,黄献明. 骨伤外洗剂熏洗治疗跟痛症疗效观察. 新中医,2013,45(07):68-69

咨询问题43 外洗剂煎煮有哪些注意要点?

问题解答 浸泡药材前宜用布包包裹药材,这样便于煎煮后将药物全部取出,局部外洗时不会有药渣黏附皮肤。并且由于外洗剂煎煮时间短,可一剂使用两天,用布包包裹的药材放凉后,放入冰箱冷藏,次日可再次煎煮,布包包裹便于储存。

咨询问题44 外洗剂使用有哪些使用注意?

问题解答

1. 煎出液温度要恰当,注意防止烫伤,如药液已凉,可再加热后浸泡。

2. 冬天注意保暖,浸泡后及时拭干。

3. 如患处不便浸泡,可以用纱布或毛巾浸吸药液,敷放于患处。

4. 注意保持纱布的湿润和皮损的清洁。

5. 大疱性皮肤病、表皮坏死松解病不宜用。

6. 在急性关节损伤早期(48小时之内)一般不宜熏洗治疗,以免加重局部出血,不利肿胀消退。

7. 月经和妊娠期,不宜使用熏洗和坐浴。

咨询问题45 熏眼剂有什么功效?

问题解答 中药熏眼法早有记载,为祖国传统医学常用的外治法之一。熏法治疗的重要特色是先熏后洗,同时可以内服,大大提升了疗效。中药熏眼具有以下功效:①通过药物的气味上熏,直接作用于眼部,以达到疏通经络之功效;②通过蒸汽的温热作用,加速眼部血液循环,改善角膜的营养状况,同时使这些药物更容易渗透进局部组织,促使药物吸收,加快物质代谢;③熏眼疗法可以使药物直接渗透到眼表(角结膜)及微血管,改善眼球的血供,改善睫状肌的调节能力。

中药熏眼剂主要用于治疗干眼症,外障眼病的红肿、赤烂、疼痛、羞明、生翳,尚可用于治疗近视、结膜炎等。治疗失明、雀目等内障眼病的方药较少。

---------------------------- 资料来源 ----------------------------

[1] 刘丽娟,张蕾,孙凯,等. 中药熏眼辅助治疗流行性角结膜炎的临床观察. 哈尔滨医科大学学报,2010,44(05):515-517

咨询问题46 熏眼剂如何使用?

问题解答 如药量较大,宜加水煎煮,水开后改为小火,煎煮15分钟,关火,将药液倒出,患眼对准蒸汽熏蒸或双眼交替熏蒸15分钟左右,待温度降低至40~50℃时,内服药液。一日1~2次。

如药量小,将中药放入茶杯,用开水冲泡,患眼对准蒸汽熏蒸或双眼交替熏蒸,待温度降低至40~50℃时,内服药液。一日可重复多次。

---------------------------- 资料来源 ----------------------------

[1] 林志辉. 中药熏眼干预治疗葡萄膜炎的临床观察. 中国实用医药,2014,(29)145

咨询问题47 中药熏眼有哪些注意事项?

问题解答 熏蒸眼睛时注意距离,以免烫伤眼睛。每次熏眼15分钟为宜。熏眼时一定要闭上眼睛,以免热气伤害到眼角膜。

咨询问题48 什么是代茶饮?

问题解答 代茶饮,又名以药代茶。选用一二味或数味中草药(常研制成粗末后用)煎汤或以沸水冲泡数分钟后,代茶徐徐饮之。中药代茶饮为我国传统剂型,也需要通过望闻问切、辨证论治后组方选药。据记载,中药代茶饮起源于汉代,唐代《外台秘要》有"代茶新饮方",宋代《太平圣惠方》及明代《普济方》都记载了"药茶"。清朝代茶饮也是皇室防治疾病的重要剂型之一。目前,内、外、妇、儿、五官等各科都有应用。

代茶饮,易调方,服用方便,具有口感好、药量小、无刺激、疗效佳等优点。其实代茶饮中大多数并没有茶叶,和其他药一样,也是根据病情体质选方调方的配伍小方。

---------------------------------- 资料来源 ----------------------------------

[1] 刘龙涛,吴敏,张文高,等. 中药代茶饮在中老年养生及疾病康复中的运用. 北京中医药,2015,34(09):728-729

咨询问题49 代茶饮如何服用？

问题解答 建议使用陶瓷、玻璃等茶杯浸泡，不要用金属质地水杯。头遍用开水冲泡，以起到消毒作用。加盖闷润5~10分钟服用。之后用80℃水冲泡即可。随沏随饮，温度以可小口啜饮时最佳。如果有事忘记服用，茶水已凉的话，要把茶水滗掉重新加水沏。多次冲饮后水色转淡，可以更换。

------------------ 资料来源 ------------------

[1] 范敬. 浅议清宫中药代茶饮. 中医研究，2009,22（06）: 2-3

咨询问题50 代茶饮有哪些注意事项？

问题解答

1. 选药以体轻质松味甘淡的叶、花、果、籽及鲜品类药居多。而有些质硬、味苦、有毒、有刺激性之类的中药，如龟板、黄连、附子、辛夷等就不能泡茶用。泡茶原则上要选择经规范炮制后的饮片，有些甚至要切细片，果实类中药如罗汉果、青果等要打碎泡茶。

2. 中药泡茶还把握药味、用量及服法。一般而言，泡茶选单味中药最好，因治疗或病情等的需要，可以配方使用，但选药最多4~5味，药味太多则失去泡茶意义。

3. 不宜用代茶饮送服西药。虽然尚无中药茶和西药同用的相关研究,在没有科学的依据之前,中药茶最好不要和西药一起服用,两者起码要间隔1小时左右。

4. 服用中药汤剂应停用自配的代茶饮。中药汤剂是医生根据患者病情调配的,如果患者同时服用自配的代茶饮,会破坏中药汤剂的配伍,影响药效。

-------------------- 资料来源 --------------------

[1] 王东泉. 中药代茶饮有学问. 江苏卫生保健,2015,（10）: 45

咨询问题51 什么是膏方?

问题解答 膏方,在中医理论里是一种具有高级营养滋补和治疗预防综合作用的成药。它是在大型复方汤剂的基础上,根据人的不同体质、不同临床表现而确立不同处方,经浓煎后掺入某些辅料而制成的一种稠厚状半流质或冻状剂型。因其起到滋补作用,也有人称其为滋补药,广泛地使用于内、外、妇、儿、骨伤、眼、耳口鼻等科慢性疾患及大病后体虚者。

──────── 资料来源 ────────

[1] 施仁潮. 膏方宝典. 北京：人民卫生出版社，2010

[2] 吴健，武士锋，杨洪涛. 膏方在内科疾病治疗中的应用概况. 中华中医药杂志，2013，28（09）：2690-2693

咨询问题52 如何熬制膏方？

问题解答 膏方的制作经过浸泡、煎煮、浓缩、收膏、存放等几道工序。

1. 浸泡：先将胶类药拣出另放。然后把其他药物全部放入容量相当的洁净砂锅内，加适量的水浸润药料，令其充分吸收膨胀，稍后再加水直至高出药面10cm左右，水量约为药材的8~10倍，浸泡4~12小时。

2. 煎煮：把浸泡后的药料上火煎煮。先用大火煮沸，再用小火煮1小时左右，转为微火以沸为度，约3小时左右，此时药汁渐浓，即可用纱布过滤出头道药汁，再加清水浸润原来的药渣后即可上火煎煮，煎法同前，此为二煎，煎煮时间不少于1小时，待至第三煎时，气味已淡薄，一般不需再次煎煮，如药汁尚浓时，还可再煎1次。将前三煎所得药汁混合一处，静置4小时后，过滤，弃去沉淀。

3. 浓缩、收膏：过滤净的药汁倒入锅中，进行浓缩,可以先用大火煎熬,加速水分蒸发,并随时撇去浮沫,让药汁慢慢变稠厚,再改用小火进一步浓缩,加入胶类、糖、蜂蜜等。此时应不断搅拌,因为药汁转厚时极易黏底烧焦,在搅拌到"挂旗"或"滴水成珠"时,加入细料,如贵重中药或调味品,三七粉、紫河车粉、人参粉、核桃肉、黑芝麻等,充分搅匀后,熄火起锅。

4. 存放:熬好的膏,趁热装入清洁干净的瓷质容器内,先不加盖,用干净纱布将容器口遮盖上,放置一夜,待完全冷却后,再加盖,放入阴凉处或冰箱冷藏。

膏方的制作比较复杂,有特定的程序,严格的操作过程,为了达到预期效果,一般不提倡自制。

因做膏滋使用药物较多,煮饮片要选用较大的煎煮容器,一般选用不锈钢锅即可,但要洗净油渍,如果实在没有大锅可以采用小锅分别多次煎煮取汁。贮存时最好用玻璃或瓷罐。取用膏滋的茶匙要洗干净并擦干水渍,以免败坏药物。外感热或其他身体不适情况要停用并及时就医。

------ 资料来源 ------

[1] 施仁潮. 膏方宝典. 北京:人民卫生出版社,2010

[2] 潘鸿贞,黄秋云,赵蕾.浅谈膏方制作.海峡药学,2009,21(08):30-32

[3] 孙彩华,钱松洋.中医膏方的组成与制作.中国药业,2009,18(22):72-73

咨询问题53 膏方由哪几部分组成?

问题解答 按照膏方中药物的作用可分为滋补药、对症药、健脾药和辅料四部分。

滋补药有益气、补血、养阴或温阳等功能,常用的有人参、黄芪、熟地、麦冬、虫草、胎盘等,同时配合使用理气化湿、清热、祛瘀等剂,以增强滋补的效果;对症药是针对患者当时主要病症的药物,兼顾祛病和滋补;膏方内的滋补药多属黏腻呆滞之品,久服多影响脾胃运化,并易闭门留寇,故一般需加用陈皮、砂仁、焦山楂、炒麦芽、白术等健脾药,加强吸收,达到补而不滞的功效;辅料主要包括调味的糖类以及收膏的胶类等。

按照药物的性质可分为三部分,即饮片、胶类及糖类。饮片是起主要治疗作用的中药,一般需辨证施治,根据个人情况而不同;胶类一方面供制作过程中收膏用,另一方面具有滋补作用,如阿胶养血止血、滋阴润肺,鹿角胶可温肾助阳、生精补髓、活血散结等;糖类主要为了改善口感,另外可补中缓急。

资料来源

[1] 施仁潮. 膏方宝典. 北京：人民卫生出版社, 2010

[2] 孙彩华, 钱松洋. 中医膏方的组成与制作. 中国药业, 2009, 18（22）: 72-73

咨询问题54 如何存放膏方？

问题解答 在膏方制作后，首先让其充分冷却，才可加盖。可以让它存放在瓷罐（锅、钵）中，亦可以用搪瓷烧锅存放，但不宜用铝、铁锅作为盛器。

由于膏方多为冬季服用，可放在阴凉处，若放在冰箱冷藏更佳。一旦天气变暖，为防止膏方霉变，可以隔水高温蒸烊。但是忌直接将膏锅放在火上烧烊，这样就会造成锅裂和底焦。在膏药蒸烊后，要把盖打开，直至完全冷却，方可盖好。切不可让锅盖的水落在膏面上，否则过几天就会出现霉点。在每天服用膏方时，应该放一个固定的汤匙，以免把水分带进锅罐里而造成发霉变质。如果发现霉点，且在膏面的深处也见有霉点，这样就不能服用了。

资料来源

[1] 施仁潮. 膏方宝典. 北京：人民卫生出版

社,2010.

[2] 张洪亮,李玲. 膏方十二问. 新疆中医药,2011,29(01): 84-86

咨询问题55 哪些人适合膏方进补?

问题解答 膏方进补的五类适用对象:

1. 老年人 随着年龄的增长,老年人的各种机能都趋向衰退。而冬令进补,则能增强体质,延缓机能衰老。

2. 女性 现代女性面对工作、家务、子女教育等压力,30岁左右容易精血亏损、阴阳失调,导致内分泌失调、脏腑功能紊乱,从而形成多种女性常见病。服用膏方调理能健身御病、滋补疗疾,起到事半功倍的效果。

3. 儿童 小儿根据生长需要可以适当进补,尤其是小儿反复呼吸道感染,久咳不愈,厌食、贫血等体虚的患儿宜于调补。

4. 慢性患者 原来患有慢性疾病,冬令季节,可以结合它的病症,一边施补,一边治病,这样对疾病的治疗和康复,作用更大。从目前临床应用膏方的情况来看,不但内科患者可以服用膏方,妇科、儿科、外科、伤骨科、五官科的患者都可以服用膏方药,气血阴阳津液虚弱的患者也都可以通过服用膏方来达到除病强身的目的。

5. 亚健康者　现代社会中青年工作生活压力和劳动强度很大(主要为精神紧张,脑力透支),同时众多的应酬,无度的烟酒嗜好,长期不足的睡眠及休息,均可造成人体的各项正常生理机能大幅度变化,抗病能力下降,从而使机体处于亚健康状态,这就非常需要适时进行全面整体的调理,膏方疗法就是最佳的选择。

资料来源

[1] 张洪亮,李玲. 膏方十二问. 新疆中医药,2011,29(01): 84-86

咨询问题56 哪些人不适合膏方进补?

问题解答　五类人不宜进补膏方:

1. 体质健壮者,阴阳本就平衡了,进补膏方反而会破坏机体平衡;

2. 急性病患者,如感冒、咳嗽等,病情未愈服用膏方,相当于闭门留寇,导致病情迁延;

3. 慢性病,在病情发作时的患者,比如肝炎活动期、血糖升高期的人,也不宜进补。

资料来源

[1] 张洪亮,李玲. 膏方十二问. 新疆中医药,2011,29(01): 84-86

咨询问题57 一年中及一天里什么时间进补膏方最佳?

问题解答 按"春夏养阳,秋冬养阴"理论,一年四季都可以在医生指导下服用膏方。四季中冬季是封藏的季节,也是补气和收藏营养精华的大好时机。膏方进补最佳时间一般为从冬至起50天,即"一到六九"。从立冬到此间立春前后三个月时间也都是可以的。

一天中宜在早饭前半小时,晚上睡前半小时,各一次,空腹服用,服前最好先隔水稍微蒸一会儿。服用期间如遇感冒腹泻,应暂时停服,此外,还得忌口,别吃萝卜茶叶。

———————— 资料来源 ————————

[1] 张洪亮,李玲. 膏方十二问. 新疆中医药,2011,29(01):84-86

咨询问题58 名称相似中药该如何进行区分?

问题解答 有些中药听起来相似,但是一字之差,谬以千里,其来源、性状、功能主治、用发用量可能完全不同,下面列举了一些常见相似中药的区别。

1. 海螵蛸与桑螵蛸 海螵蛸,又称乌贼骨。为乌贼科动物无针乌贼或金乌贼的干燥内壳。性温,味咸、涩,具有收敛止血,涩精止带,制酸,敛疮的功效。用于胃痛吞酸,吐血衄血,崩漏便血,遗精滑精,赤白带下,溃疡病等。

桑螵蛸为螳螂科昆虫大刀螂的卵鞘。性平,味甘、咸,具有益肾固精,缩尿止浊的功效,治疗肾气不固所致的遗精滑精,遗尿尿频,小便白浊。

2. 山茱萸与吴茱萸　山茱萸又称萸肉,为山茱萸科植物山茱萸的干燥成熟果肉。性微温,味酸、涩,具有补益肝肾,涩精固脱的功效。用于眩晕耳鸣,腰膝酸痛,阳痿遗精,遗尿尿频,崩漏带下,大汗虚脱等症。

吴茱萸为芸香科植物吴茱萸的干燥将近成熟果实。性热,味辛、苦,具有散寒止痛,降逆止呕,助阳止泻的功效。治疗寒疝腹痛,寒湿脚气,经行腹痛,脘腹胀痛,呕吐吞酸,虚寒久泻等症。

3. 半边莲与半枝莲　半边莲为桔梗科植物半边莲的干燥全草。性平,味辛,具有利尿消肿,清热解毒的功效。用于大腹水肿,面足浮肿,痈肿疔疮,蛇虫咬伤,晚期血吸虫病腹水。

半枝莲为唇形科植物半枝莲的干燥全草。性寒,味辛,微苦,具有清热解毒,化瘀利尿的功效。用于疔疮肿毒,咽喉肿痛,毒蛇咬伤,跌扑伤痛,水肿,黄疸。

4.龙胆草与龙须草　龙胆习惯称为龙胆草，为龙胆科植物龙胆的干燥根及根茎。性寒，味苦，功能为清热燥湿、泻肝胆火。用于湿热黄疸，阴肿阴痒，带下，湿疹瘙痒，目赤耳鸣，胁痛口苦等症。

灯心草的别名称为龙须草，为灯心草科植物灯心草的干燥茎髓。性寒，味淡，具有清心火，利小便之功，用于心烦失眠，尿少涩痛。口舌生疮。

5.石决明与决明子　石决明为鲍科动物杂色鲍的贝壳。性寒，味咸，具有平肝潜阳，清肝明目之功效。用于治疗肝阳上亢所致的头痛眩晕，目赤翳障，视物昏花等症。

决明子又称草决明，为豆科植物决明的干燥成熟种子。性微寒，味甘、苦、咸，具有清热明目，润肠通便之功效。用于治疗肝热所致的目赤涩痛，羞明多泪，头痛眩晕，目暗不明，大便秘结等症。

6.西红花(藏红花)与红花　同为活血化瘀药。西红花：为鸢尾科植物番红花的干燥柱头。活血化瘀，凉血解毒，解郁安神。用于经闭癥瘕，产后瘀阻，温毒发斑，忧郁痞闷，惊悸发狂。

红花：为菊科植物红花的干燥花。活血痛经，散瘀止痛。用于经闭，痛经，恶露不行，癥瘕痞块，扑跌损伤，疮疡肿痛。

7.天花粉与松花粉　天花粉:为清热泻火药,葫芦科植物栝楼或双边栝楼的干燥根。清热生津,润肺排脓。用于热病烦渴,肺热燥咳,内热消渴,疮疡肿毒。

松花粉:为祛湿药,松科植物马尾松、油松或同属数种植物的干燥花粉。祛风,益气,收湿,止血。用于头痛眩晕,泄泻下痢,湿疹湿疮,创伤出血。

8.细辛、灯盏细辛　细辛:本品为马兜铃科植物北细辛、汉城细辛或华细辛的干燥全草。功能祛风散寒,通窍止痛,温肺化饮。用于风寒感冒,头痛,牙痛,鼻塞鼻渊,风湿痹痛,痰饮喘咳。用量为1~3g。

灯盏细辛:菊科植物短葶飞蓬的干燥全草,功能活血通络止痛,祛风散寒。用于中风偏瘫,胸痹心痛,风湿痹痛,头痛,牙痛。用量为9~15g。

咨询问题59 **国家卫生计生委(原卫生部)公布的毒性药材有哪些?**

问题解答 国家卫生计生委(原卫生部)规定的28种毒性药材有:砒石(红砒、白砒)、砒霜、水银、生马钱子、生川乌、生草乌、生白附子、生附子、生半夏、生南星、生巴豆、斑蝥、红娘虫、青娘虫、生甘遂、生狼毒、生藤黄、生千金子、闹羊花、生天仙子、雪山一支蒿、红升丹、白降丹、蟾酥、洋金花、红粉、轻粉、雄黄。

含有以上成分的中成药要注意服用时间，宜中病即止，不可以长期服用。这些毒性药材多为生品，经过加工炮制，则毒性大大降低，如制附片、法半夏、胆南星，可放心服用。

咨询问题60 国家卫生计生委(原卫生部)公布的药食两用药材有哪些?

知识链接 国家卫生计生委(原卫生部)颁布"按照传统既是食品又是药品物品名单"是基于规范食品和保健食品安全的。近年来由于生活水平的提高，一些慢性疾病和亚健康成为困扰人民健康的主要原因，人们崇尚养生和保健，促进了保健行业的发展，但也带来了一些问题。一些食品企业在食品生产中任意添加中药材，宣传其保健疗效。为此，1987年原卫生部颁布了《禁止食品加药卫生管理办法》，规定了食品不得加入药物，但是按照传统既是食品又是药品的作为原料、调料的除外。与此同时还公布了"按照传统既是食品又是药品物品"(第一批)，共列入33种物质。这一考虑是基于我国传统应用情况，一些药品本身又是食物，在加入食品中时，不应被视为是药物，而是作为食品原料。随着保健食品行业的发展，1996年原卫生部颁布的《保健食品管理办法》正式施行,对可以用于保健食品的原料有着法定的限定。2002年颁布了《卫生部关于进一步规范保健食品原料管理的通知》(卫法监发[2002]51号文件),简称51号文件,印发了新的"按照传统既是食品又是药品物品名单",名单中包含86种中药。2014年12月又新增了15种。

问题解答 2002年国家卫生计生委(原卫生部)公布的药食两用的中药名单中有86种,这86种中药,既可以作为食品用,也可以作为药品用,是进行食品或保健食品开发的重要原料。丁香、八角茴香、刀豆、小茴香、小蓟、山药、山楂、马齿苋、乌梢蛇、乌梅、木瓜、火麻仁、代代花、玉竹、甘草、白芷、白果、白扁豆(白扁豆花)、龙眼肉(桂圆)、决明子、百合、肉豆蔻、肉桂、余甘子、佛手、杏仁(甜、苦)、沙棘、牡蛎、芡实、花椒、赤小豆、阿胶、鸡内金、麦芽、昆布、枣(大枣、酸枣、黑枣)、罗汉果、郁李仁、金银花、青果、鱼腥草、姜(生姜、干姜)、枳椇子、枸杞子、栀子、砂仁、胖大海、茯苓、香橼、香薷、桃仁、桑叶、桑椹、橘红(桔红)、桔梗、益智仁、荷叶、莱菔子、莲子、高良姜、淡竹叶、淡豆豉、菊花、菊苣、黄芥子、黄精、紫苏、紫苏籽(子)、葛根、黑芝麻、黑胡椒、槐花、蒲公英、蜂蜜、榧子、酸枣仁、鲜白茅根、鲜芦根、蝮蛇、橘皮、薄荷、薏苡仁、薤白、覆盆子、广藿香。

2014年12月新增15种：人参、山银花、芫荽、玫瑰花、松花粉、油松、粉葛、布渣叶、夏枯草、当归、山柰、西红花、草果、姜黄、荜茇。

"药食同源"是古人在食物和药物发现中总结的智慧。虽然以上中药可以作为药食两用，但是食物和药物一样具有偏性，具有四气五味，同样存在禁忌。历代食物类本草对药食两用品种用法和禁忌有很多记载，服用时也要注意其安全性和用法。

-------------------------------- 资料来源 --------------------------------

[1] 单峰,黄璐琦,郭娟,等. 药食同源的历史和发展概况. 生命科学,2015,27(08): 1061-1069

附　　录

附录1　常见特殊煎煮中药

特殊煎煮方法	特殊煎煮饮片
先煎	生石决明、石膏、生磁石、生赭石、生紫石英、生自然铜、生龟甲、生鳖甲、生珍珠母、生牡蛎、生瓦楞子、生紫贝齿、生龙骨、生龙齿、寒水石、生蛤壳、生禹余粮、川乌、草乌、附子、水牛角、滑石块
后下	薄荷、鲜薄荷、鲜藿香、鲜佩兰、紫苏叶、砂仁、豆蔻、钩藤、番泻叶、沉香
包煎	旋覆花、车前子、葶苈子、六一散、青黛、黛蛤散、生蒲黄、蒲黄炭、滑石粉、儿茶、金礞石、海金沙、辛夷、马勃、益元散
烊化	阿胶、鹿角胶、龟甲胶、鳖甲胶、龟鹿二仙胶
另煎	人参、红参、高丽红参、西洋参、鹿茸片、羚羊角片、西红花、冬虫夏草

续表

特殊煎煮方法	特殊煎煮饮片
冲服	牛黄(含人工牛黄)、体外培育牛黄、朱砂粉、熊胆粉、鹿茸粉、三七粉、珍珠粉、羚羊角粉、沉香粉、琥珀粉、水牛角浓缩粉、玳瑁粉、马宝粉、猴枣粉、狗宝粉
兑服	竹沥水、竹沥膏、生姜汁、黄酒、蜂蜜

附录2 中药十八反十九畏歌诀

十八反歌诀及涉及中药

十八反歌诀	涉及中药
半、蒌、贝、蔹、芨攻乌	半夏包括法半夏、清半夏、姜半夏、竹沥半夏； 瓜蒌包括瓜蒌皮、瓜蒌仁、全瓜蒌、天花粉； 贝母包括川贝母、浙贝母、平贝母、湖北贝母、伊贝母； 白及包括不同写法，如白芨； 乌头包括川乌、草乌、附子及其炮制品
藻、戟、遂、芫俱战草	大戟包括京大戟和红大戟； 甘草包括生甘草和炙甘草
诸参、辛、芍叛藜芦	诸参指人参（包括山参、生晒参、生晒山参、园参、红参、参须）、玄参、丹参、苦参、沙参（包括南沙参、北沙参）；芍药不分白芍、赤芍

注：刘佳，钟赣生，王茜，等.《中国药典》（2010版）一部中含十八反十九畏药对的成方制剂收录情况及临床应用分析. 中国实验方剂学杂志，2011，14（04）：213-217

十九畏歌诀

硫黄原是火中精，朴硝一见便相争；
水银莫与砒霜见；狼毒最怕密陀僧；
巴豆性烈最为上，偏与牵牛不顺情；
丁香莫与郁金见；牙硝难合京三棱；
川乌草乌不顺犀；人参最怕五灵脂；
官桂善能调冷气，若逢石脂便相欺；
大凡修合看顺逆，炮煻炙煿莫相依。